AF231753

OBSERVATION

SUR

L'EXTRACTION D'UNE RACINE

COUVERTE

Par les extrémités des deux Dents qui lui étaient contiguës,

SUIVIE DE

L'EXTRACTION D'UNE DENT

A LA SUITE DE LAQUELLE

LE SINUS MAXILLAIRE S'EST TROUVÉ A DÉCOUVERT;

PAR V. PIAULT,

DENTISTE A PARIS,

Rue Saint-Honoré, en face Saint-Roch.

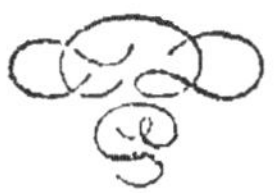

REIMS,

IMPRIMERIE DE E. LUTON,

PLACE NATIONALE, 5.

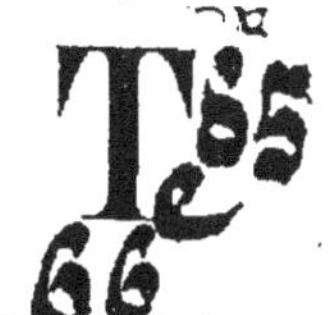

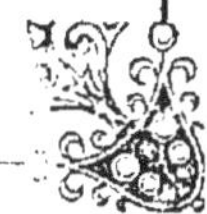

Te 85/66

OBSERVATION

SUR

L'EXTRACTION D'UNE RACINE

COUVERTE

Par les extrémités des deux Dents qui lui étaient contiguës,

SUIVIE DE

L'EXTRACTION D'UNE DENT

A LA SUITE DE LAQUELLE

LE SINUS MAXILLAIRE S'EST TROUVÉ A DÉCOUVERT;

Par **V. PIAULT**,

DENTISTE A PARIS,

Rue Saint-Honoré, en face Saint-Roch.

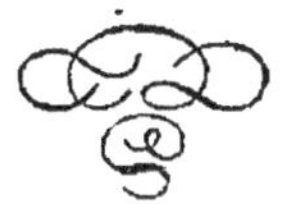

BIBLIOTHÈQUE NATIONALE — R. F. — IMPRIMÉS

REIMS,

IMPRIMERIE DE E. LUTON,

PLACE NATIONALE, 5.

1849

OBSERVATION

SUR L'EXTRACTION D'UNE DENT

A LA SUITE DE LAQUELLE

Le Sinus maxillaire s'est trouvé à découvert.

Si, pour faire avec succès les opérations de haute chirurgie, on a besoin de beaucoup de prudence, de connaissances profondes en anatomie, de beaucoup de pratique et de savoir-faire, on peut avancer sans crainte qu'il n'en faut pas moins pour réussir dans l'extraction des dents, quoique cette opération soit très-fréquente, et paraisse très-ordinaire et sans importance pour bien des gens ; et cela, parce qu'on la voit pratiquer journellement par des charlatans et des empiriques, qui n'ont aucune connaissance des dents, surtout de nos jours, où nous savons tous que l'industrie est la maladie de notre époque, et que, depuis les besoins matériels de la vie commune jusqu'à cette science qui s'applique au bien le plus précieux, à la santé, tout, de nos jours, s'exploite comme un moyen de fortune. De là les préjugés qui pèsent sur les professions les plus honorables, et en particulier sur l'art du Dentiste. Et, nous le disons à regret, si l'art du Dentiste est tombé si bas, il ne faut s'en prendre qu'à un certain nombre de Dentistes, qui, pour satisfaire cet amour du lucre, l'ont exploité avec ce génie mercantile dont notre profession ne doit pas être atteinte. Dans un ouvrage que nous nous proposons de publier sur notre art, nous entrerons dans des détails qui doivent intéresser un public éclairé ; pour le moment, revenons à notre sujet, qui est de notre part une simple observation qui, nous l'espérons, pourra renseigner quelques praticiens.

Généralement on ne se fait pas une grande idée de l'extraction des dents; cette opération, on la regarde comme très-facile, et souvent sans conséquence ; mais, lorsqu'on en considère avec attention toutes les difficultés, et tous les graves accidents qui souvent en résultent lorsque cette opération est mal faite, c'est alors qu'on en sent toute l'importance, et que l'on voit combien elle exige, dans certains cas, de précautions, de connaissances et de pratique de la part de celui qui est appelé à la faire. Si quelquefois il existe des extractions faciles, fait que nous sommes le premier à reconnaître, disons aussi qu'il se rencontre des dents dont la conformation des racines est si irrégulière et si extraordinaire, qu'elle embarrasse souvent le Dentiste, même le plus adroit et le plus expérimenté.

En voici un exemple : Le 21 Juin 1847, le docteur Landouzy me recommanda le nommé D...., à qui un Dentiste de réputation justement méritée n'avait pu tirer la racine d'une première grosse molaire. Telle était sa position : le haut de la couronne des deux voisines, qui formait l'intervalle, était fermé des deux côtés par lesdits bords de ces deux dents ; la pénultième grosse molaire et la seconde des petites molaires s'étaient luxées ou penchées sur cet intervalle. Le Dentiste que l'on avait consulté ne trouvant point de prise au-dehors de cette racine pour établir son repoussoir, et ayant remarqué que sa partie postérieure paraissait devoir résister à l'effort de l'instrument, pensa qu'avant de tenter l'extraction de cette racine, il fallait ôter l'une de ces deux molaires, quoique toutes les deux fussent saines, et qu'il ne fût pas possible d'y introduire la branche du pélican, qu'on n'eût auparavant élargi la place, en sacrifiant une de ces deux dents penchées. Une pareille proposition ne pouvait guère être acceptée, sans qu'au préalable on eût consulté quelque autre Dentiste. On vint chez moi, j'examinai la racine en question, je remarquai qu'elle était cassée obliquement, du dedans au dehors de la bouche, en sorte que sa partie antérieure était emportée jusqu'au-dessous du bord de l'arcade alvéolaire, et que la partie postérieure excédait l'alvéole d'environ une demi-ligne.

Je remis l'opération deux jours après ; je fis faire un instrument exprès, au moyen duquel je réussis à tirer cette redoutable racine, sans préjudice aux dents voisines.

Le praticien à qui il se présente des cas exceptionnels, lorsqu'il a essayé et tenté les moyens les plus convenables, se trouve dans la nécessité d'abandonner l'opération, ou du moins de la différer, et d'avoir recours à des remèdes généraux et des palliatifs, pour ne pas exposer le malade à des dangers très-grands et presque inévitables, et aussi pour ne pas risquer lui - même sa propre réputation. L'observation ci-jointe en est un exemple.

Au mois de décembre dernier, un Anglais, sir Henri Parkinson, lieutenant de la marine royale, vint me consulter, de la part du docteur Mercier, sur des douleurs qu'il ressentait dans un des sinus maxillaires. On lui avait extrait, trois semaines auparavant, la première des grosses dents molaires de la mâchoire supérieure, du côté droit; le lendemain de l'opération, il eut une violente hémorrhagie qui dura jusqu'au soir et qui ne céda qu'au bouton-de-feu, qu'on lui appliqua plusieurs fois.

Le lendemain de cette hémorrhagie, en se réveillant, il ressentit des douleurs si vives, si aiguës, que, ne sachant que faire, il retourna chez le Dentiste qui lui avait fait cette opération ; ce Dentiste lui assura que tout son mal ne provenait que d'une carie de la mâchoire, et que, par conséquent, il n'y avait pas de sa faute ; mais qu'il fallait faire panser et faire des injections détersives dans cette plaie, afin, dit-il, de guérir cette affection, qui, si on retardait le traitement, pouvait être très-dangereuse. Cette personne suivit exactement le traitement ordonné par ce Dentiste, pendant huit ou dix jours ; mais les injections lui causaient des douleurs inouïes, qui s'étendaient jusque dans une des fosses orbitaires et nasales; l'apophyse orbitaire surtout était d'une extrême sensibilité. Ne voyant aucune amélioration ni soulagement, il alla chez le docteur Mercier, qui me l'adressa. Ayant examiné avec soin sa bouche, je reconnus : 1° qu'en faisant l'opération, on avait emporté avec la dent une partie considérable de l'os maxillaire, ainsi qu'une partie du tissu de la gencive; il me fut facile d'introduire une sonde très-forte dans le sinus maxillaire. 2° Je reconnus qu'il restait deux racines de la pénultième des grosses molaires, ce qui lui causait de très-vives douleurs; ces racines étaient un obstacle à la réunion des parties solides. Je retirai ces deux racines, et net-

toyai la plaie avec une eau spiritueuse.
Cette pénultième avait été cassée, j'ignore
comment et s'il y avait long-temps. 3° La
membrane pituitaire était très-tuméfiée et
douloureuse au toucher, ce qui provenait
de la déchirure des parties ; mais ce qui
exaspérait encore les douleurs, c'étaient
les injections faites, peut-être avec trop
peu de ménagement, dans le sinus, et
l'introduction de coton imbibé d'une
poudre trop irritante.

Après avoir bien examiné la partie malade, je reconnus que la carie du maxillaire n'existait pas, et je traitai son
affection comme simple. Après l'extraction des deux racines, le traitement de-
venait bien simple : je lui ordonnai de se
gargariser souvent avec une décoction

d'orge et de miel rosat, animée d'eau vulnéraire, avec une faible addition d'alun. Enfin, au bout d'un mois, toutes les douleurs disparurent, le fond du sinus se referma, la gencive parfaitement cicatrisée ; il ne resta au bord alvéolaire qu'une sinuosité, assez profonde, qui rappellera toujours le souvenir d'une opération qui n'a pas été faite avec avec toute la prudence et tout le ménagement possibles ; car, quand bien même une dent qu'on veut extraire se trouverait barrée, ou aurait une forte adhérence, il faut redoubler de précaution, ne pas se presser, employer tous les moyens qui sont en notre pouvoir pour dilater l'alvéole, faire graduellement la luxation de la dent que l'on veut extraire ; après cela, prendre les pinces courbes ordinaires pour terminer l'opération.

Que le Dentiste, dans de pareils cas, ne fasse pas attention au temps que pourra durer l'opération. Ces précautions sont nécessaires pour opérer sans danger, et après, on ne peut pas reprocher à l'opérateur d'avoir abusé de la confiance du public, qui trop souvent est victime de l'ignorance et de l'impéritie.

V. PIAULT,

Mⁿ-Dentiste,

A Paris, rue St-Honoré, en face St-Roch,

AUTEUR D'UN

Nouveau système de Prothèse dentaire.

REIMS, IMPRIMERIE DE E. LUTON.

www.ingramcontent.com/pod-product-compliance
Lightning Source LLC
LaVergne TN
LVHW021736030726
842523LV00004B/1454